APERÇU CLINIQUE

SUR

LE CHOLÉRA

Communication faite à la Société de Médecine de Bordeaux,

DANS LA SÉANCE DU 14 AOUT 1854.

PAR LE Dr CH. LEVIEUX,

Médecin principal des Douanes, Médecin des Hospices des Vieillards et des Incurables,
Secrétaire-général du Conseil central d'hygiène publique et de salubrité de
la Gironde, Membre de la Société de Médecine de Bordeaux,
et Membre correspondant de la Société
anatomique de Paris.

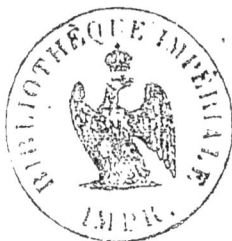

BORDEAUX.

G. GOUNOUILHOU, IMPRIMEUR DE LA SOCIÉTÉ DE MÉDECINE,

PLACE PUY-PAULIN, 1.

1854.

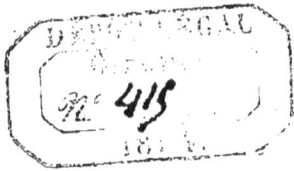

APERÇU CLINIQUE

SUR

LE CHOLÉRA

Communication faite à la Société de Médecine de Bordeaux,

DANS LA SÉANCE DU 14 AOUT 1854.

MESSIEURS,

A la veille de nous trouver en présence d'une épidémie qui sévit à la fois dans vingt-cinq ou trente
départements, et qui, dans quelques-uns surtout, a
fait ou fait encore de trop nombreuses victimes,
n'est-ce pas un devoir pour chacun de nous d'ap-
porter au sein de la Société son faible tribut d'observations et de recherches, sa part de succès et de re-
vers? Telle est ma conviction, et tel est aussi le but
de la communication que je vais avoir l'honneur de
vous faire.

Vous, Messieurs, vous qui, comme les gens du monde, ne comptez pas sur la découverte plus ou moins

prochaine d'une recette unique contre le choléra;
vous qui êtes parfaitement édifiés sur le degré de puis-
sance de nos agents médicamenteux ; vous qui appré-
ciez à leur juste valeur les formules prétendues radi-
cales de certains illuminés ou de quelques charlatans de
bas étage ; vous qui savez que, moins heureux que les
homœopathes, nous ne possédons pas un spécifique
pour chaque affection, que dis-je, pour chaque symp-
tôme ; vous, enfin, qui êtes convaincus que le vaste
édifice de la science médicale ne s'élève que très-péni-
blement, et avec cette lenteur quelquefois désespé-
rante, qui porte essentiellement le cachet d'une intelligence finie et bornée; vous ne vous attendez pas,
sans doute, à ce que je vienne vous entretenir aujour-
d'hui d'une panacée nouvelle ou d'un remède souverain contre le fléau qui nous menace ; mais vous ac-
cueillerez , j'espère, avec cette bienveillance à laquelle vous m'avez accoutumé, l'histoire de quelques
résultats plus ou moins heureux , sorte d'aperçu cli-
nique qui n'a d'autre valeur que celle qu'il emprunte
à des faits observés avec conscience et racontés avec
sincérité.

Ces faits sont au nombre de DIX-NEUF. — Quinze
ont été recueillis pendant l'épidémie de 1849, deux
pendant les mois de juillet et de septembre 1850 , un
au mois d'août 1852 , un dernier, il y a quelques jours
à peine. C'est par lui que je débuterai.

Si je n'avais consulté que l'importance du sujet, je n'aurais certainement pas reculé devant une description détaillée de ces divers faits ; mais comme dans cette conférence toute officieuse, je tenais à ne pas fatiguer votre attention par un travail de trop longue halcine, j'ai dû me restreindre, et ne vous présenter ici que trois observations, qui serviront, pour ainsi dire, à diviser mon sujet.

Considérées isolément, elles seront comme un type de période morbide autour duquel viendront naturellement se grouper tous les faits du même genre ; mais, rapprochées et vues dans leur ensemble, elles constitueront une *symptomatologie* exacte et complète de l'affection que j'ai prise aujourd'hui pour objet d'étude.

1ʳᵉ OBSERVATION.

Choléra sporadique à la période d'invasion. — Guérison.

Le nommé Aussant, âgé de cinquante-un ans, préposé des Douanes, demeurant rue Tour-de-Gassie, nº 6, est atteint, depuis quarante-huit heures, d'une forte diarrhée, mais il n'en a pas moins continué un service pénible de jour et de nuit. Le 20 juillet 1854, de faction sur les quais, et déjà réduit à une extrême faiblesse, il tombe évanoui à trois heures de l'après-midi. Appelé immédiatement à lui donner mes soins, je ne peux me rendre chez lui qu'à cinq heures. Voici ce que j'observe :

Les yeux sont enfoncés dans les orbites, les pommettes sont saillantes comme après de longs jours de souffrances ; le nez est effilé, froid et légèrement cyanosé ; enfin, le visage, dont tous les traits sont profondément altérés, présente cet aspect essentiellement cholérique qu'il est impossible de méconnaître. La voix est cassée ; le malade se plaint d'une chaleur suffocante : à tout instant il se découvre, et cependant les extrémités commencent à se refroidir ; la langue surtout est remarquable par sa température presque glacée.

Abdomen souple, indolore au toucher ; tranchées vers la région ombilicale toutes les cinq ou six minutes ; sentiment de sécheresse dans la bouche, soif très-vive ; vomissements de matières glaireuses incolores et peu abondantes, selles fréquentes, copieuses, d'o-

deur nauséabonde, liquides et blanches comme de
l'eau de riz. Après chaque selle, une demi–syncope
qui s'accompagne de sueur froide à la face, au cou,
aux mains et aux avant–bras; crampes aux membres
inférieurs, parfois si violentes qu'elles arrachent des
cris; pouls petit et fréquent : tel est l'état du malade,
dont le moral est si abattu qu'il n'ouvre la bouche que
pour répéter sans cesse : *J'ai le choléra, je suis perdu!*

Prescription : Extrait gommeux d'opium . . . 10 centigr.

Sirop d'écorce d'orange. . . . . 50 gr.

Eau de menthe

de tilleul ãã. . . . . . 50 gr.

M. s. a. pour une *potion*, à prendre par cuillerée à soupe,
de quart en quart d'heure. Éloigner conditionnellement.

Frictions sur les membres inférieurs avec :

Huile de camomille camphrée. . . . . 150 gr.

Laudanum de Sydenham. . . . . . . 12 gr.

Pour *boisson :* Infusion chaude de camomille avec 15 gr.
de bi-carbonate de soude par bouteille.

Sinapismes autour des pieds et des genoux, qui commencent
à se refroidir sensiblement.

Ce n'est généralement pas sur les familles, beaucoup trop troublées en pareil cas, qu'on peut se re-
poser en confiance pour la rigoureuse et ponctuelle
exécution de tels moyens. Je m'étais trop bien trouvé,
en 1849, de l'organisation régulière, dans l'Administration des Douanes, d'un service spécial d'infirmiers,
pour ne pas appeler de nouveau à la garde officielle
de mon malade deux préposés intelligents que je ne
quittai pas sans leur avoir donné des instructions
formelles.

2ᵐᵉ visite, à huit heures et demie du soir. — La

potion vient d'être achevée. Il y a eu deux applications
sinapisées et quatre frictions ; 10 à 12 grammes environ de bi-carbonate de soude ont été consommés. Deux
vomissements de matières glaireuses ; quatre selles
orysées copieuses et fétides ; langue moins froide ; lypothimies moins longues ; le pouls s'est un peu relevé ;
les crampes reviennent à de plus longs intervalles. La
face et les extrémités ne sont plus aussi froides ; mais
les traits sont toujours étirés, la voix est aussi cassée.

Prescription : Seconde potion pareille à la première, et qui
sera prise d'heure en heure. Continuation des autres moyens.

3me *visite, à minuit.* — Le malade a pris en tout
15 centigr. environ d'extrait d'opium et près de 30
grammes de bi-carbonate de soude. Il n'y a eu ni
selles ni vomissements. Les crampes sont remplacées
par des tiraillements nerveux qui déterminent dans
les membres inférieurs des contractions involontaires ;
la langue s'est notablement réchauffée, le pouls est
moins serré, les traits ne sont plus aussi grippés ; la
voix est faible, mais moins cassée ; il y a de la som-
nolence, pas de sommeil ; je n'oserais pas affirmer
qu'il y ait eu suspension momentanée de la sécrétion
urinaire, je ne le pense même pas ; cependant, le malade n'avait pas uriné depuis quatre heures de l'après-
midi ; il vient de le faire deux fois presque coup sur
coup, ce qui prouve au moins une sédation complète
de l'état nerveux.

Prescription : Éloigner à toutes les trois heures les cuillerées de potion ; même tisane ; frictions et sinapismes condi-
tionnels.

4me *visite, à sept heures du matin.* — La seconde potion est achevée : 20 centigr. d'extrait d'opium ont été pris dans quinze heures. Il y a eu, en deux reprises, près de trois heures d'un bon sommeil. Une selle vers le matin, peu abondante et de couleur jaunâtre ; chaleur·normale de toute la surface du corps ; amaigrissement très-notable du visage ; voix éteinte, mais naturelle. Sentiment de bien-être et comme de retour à la vie, qui fait dire au malade : *Maintenant, je suis guéri !*

Prescription : Tisane de feuilles d'oranger ; potion avec 50 gr. sirop diacode et 50 gr. sirop d'éther ; bouillon ; crême de riz.

5me *visite, à six heures du soir.* — Pas de selles, plus de tiraillements nerveux dans les membres ; grande faiblesse.

Prescription : Même traitement ; riz au bouillon.

6me *visite, le 22 juillet, dans la matinée.* — Il ne reste plus qu'une extrême faiblesse et une altération profonde des traits. Le malade ne se plaint que de fadeur d'estomac.

Prescription : Limonade ; un paquet de rhubarbe ; un potage.

23, 24, 25 et 26 juillet, marche normale de la convalescence.

Le 27, retour de la diarrhée par écart de régime.

Prescription : Eau de riz ; demi-lavement amidoné ; diète.

Le 28, tout est rentré dans l'ordre.

Le 3 août, le préposé Aussant me manifeste le désir de retourner à son service ; je m'y oppose. Le 4, il s'y présente sans m'en informer ; mais, dans la même journée, je reçois une lettre de son capitaine, qui le croit encore très-malade, et qui me demande si je lui ai renvoyé un mourant. C'est qu'en effet l'amaigrissement était considérable, la faiblesse était extrême, et ce n'est qu'au bout de trois semaines qu'il a pu reprendre ses fonctions.

Trente-six heures de maladie, trois semaines de convalescence, tel est, Messieurs, le cachet de cette perturbation profonde du système nerveux qu'on appelle le *choléra!*

Était-ce donc le choléra véritable? était-ce le choléra épidémique ou sporadique? était-ce, en un mot, le choléra indien, le vrai choléra asiatique?

Le choléra morbus nous vient de l'Inde, où il fait, dit-on, les plus affreux ravages, surtout après chaque débordement du Gange. Il paraît certain, et cela s'explique, qu'en passant d'un climat à un autre, il a subi des changements dans sa marche comme dans ses manifestations pathogéniques, et qu'il se montre à nous, je ne dirai pas plus bénin, mais un peu moins foudroyant que dans les contrées qui l'ont vu naître, et où de si nombreuses et si puissantes causes d'insalubrité contribuent à le rendre plus terrible; cependant, ces transformations ne sont pas telles, qu'il ne soit encore parfaitement reconnaissable, et sa naturalisation en Europe est malheureusement assez confirmée, pour qu'on puisse apprécier sa nature intime, sans être obligé de compliquer la technologie médicale, en accolant toujours au nom de cette affreuse maladie le cachet de son origine exotique.

Ne considérons donc plus, Messieurs, le choléra comme une affection à part, pour ainsi dire en dehors

de notre cadre nosologique, et n'hésitons plus à re-
connaître que, devenu endémique en Europe, il s'y
manifeste chaque année, soit à l'état sporadique ou
isolé, soit à l'état épidémique.

Toujours grave, toujours terrible, parfois foudroyant, quelle que soit la forme sous laquelle on l'observe, il est cependant bien plus meurtrier quand il
sévit épidémiquement sur une contrée. Mais n'a-t-il
pas cela de commun, je vous le demande, avec la
fièvre typhoïde, la scarlatine, la variole, la dyssenterie, avec toutes les maladies enfin qui ont, comme
lui, la faculté de revêtir alternativement ces deux
formes?

Il y a deux ans, qu'en ma qualité de Secrétaire géné-
ral du Conseil central d'Hygiène publique et de Salubrité de la Gironde, je fns chargé d'un Rapport sur l'épidémie cholérique de 1849 [1]. Dans ce travail, dont la
Société m'a fait l'honneur d'accepter un exemplaire à
titre d'hommage, j'ai consacré un long chapitre à l'é-
tude du mode de propagation du choléra. Quelque in-
téressante que soit encore cette question, aujourd'hui
que des faits si nombreux pourraient être victorieuse-
ment opposés aux doctrines contagionistes, je m'abs-
tiendrai d'y revenir; car pour ne pas sortir du cadre
que je me suis tracé, et surtout, Messieurs, pour ne
pas fatiguer votre bienveillante attention, j'ai hâte de
quitter le domaine des généralités pour rentrer immédiatement dans celui des faits.

---

[1] Rapport fait au Conseil central d'Hygiène publique et de Salubrité, sur l'épidémie cholérique de 1849. (*Recueil des travaux du Conseil*, année 1852.)

Si c'est pour nous un devoir, quand il s'agit d'é-
pidémies, de chercher à gazer aux yeux du monde,
ici, ce serait non-seulement manquer à la science, mais ce serait nous tromper nous-mêmes. Qu'y
gagnerions-nous? Appelons donc sans crainte les
choses par leur véritable nom, et disons que le fait
dont je viens de mettre sous vos yeux l'histoire est
un cas très-réel de *choléra*, qu'on peut et qu'on
doit même aujourd'hui qualifier de *sporadique*, puisqu'il n'a pas été le début d'une épidémie, ce qui était
à craindre dans le moment actuel, mais qui n'en aurait pas moins été suivi d'une mort probablement
prompte, si je n'avais eu le bonheur d'enrayer les accidents au début.

Du reste, Messieurs, c'est en 1849, en pleine épidémie, que j'ai fait mes premiers essais thérapeutiques sur le choléra. J'ai observé cinq cas à peu près
identiques à celui que je viens de citer : trois dans la
première période de l'épidémie, deux dans la seconde;
quatre chez des hommes de trente à quarante ans, un
chez une petite fille de treize ans; trois dans le quartier Saint-Nicolas, un à Saint-Pierre, l'autre à Saint-
Seurin. Ils ont présenté tous les phénomènes patho-
gnomoniques du choléra, sauf la cyanose et la suppression de la sécrétion urinaire, qui caractérisent
surtout la seconde période. Eh bien! chez tous ces
malades, les accidents ont été enrayés en moins de
douze heures par l'emploi simultané de l'opium et du
bi-carbonate de soude.

Mais, en outre qu'on n'est pas toujours assez heureux pour arrêter ainsi dès son début la marche de

la maladie, il arrive souvent, surtout en temps d'épidémie, que les cholériques, quand on se rend auprès
d'eux, ont dépassé le premier degré, et que déjà ils
sont livrés aux affreuses conséquences de l'*algidité*
et de la *cyanose*.

2ᵉ OBSERVATION:

Choléra épidémique à la période algide. — Guérison.

J.-B. Pons, préposé des Douanes, âgé de trente-
six ans, d'une bonne constitution, habite rue des Her-
bes, au rez-de-chaussée, un logement qui paraît
exempt de toute cause d'insalubrité. Atteint depuis
quelques jours d'une assez forte diarrhée, il avait
suspendu son service, d'après mon conseil; mais au
lieu de suivre exactement les prescriptions que je lui
avais données, il préféra consacrer ce temps de repos
aux préparatifs d'un mariage qu'il contracta dans la
matinée du 25 juillet 1849.

Le 28 au soir, après un repas peu copieux, mais
probablement encore sous l'influence des fatigues de
la noce, il est pris subitement de vomissements abon-
dants et d'une augmentation considérable de diarrhée.

Du thé au rhum, — c'est le remède souverain, —
on lui en donne à profusion.

Mais à une heure du matin, il s'évanouit; on s'ef-
fraie, on court me chercher : j'arrive à deux heures.

Voici quel est son état :

La face, le cou, les mains et les pieds sont littéralement glacés. Une sueur froide et visqueuse inonde le front, le cou, les tempes et les membres. On ne sent un peu de chaleur que sur le ventre et sur la poitrine. Toute la surface du corps offre une nuance bleuâtre assez prononcée, surtout apparente, aux pieds et aux mains, dont la peau, privée de son élasticité normale, se plisse et se fronce à la manière de celle des noyés. Le nez est effilé, les yeux sont enfoncés dans les orbites, les muscles de l'abdomen sont rétractés, enfin l'amaigrissement a fait en quelques heures de tels progrès, que cet homme est méconnaissable. Tel est l'aspect extérieur.

Pour compléter le tableau, il faut ajouter les symptômes suivants :

Langue sèche et froide ; soif ardente que rien ne peut étancher ; sentiment de brûlure et tranchées des plus douloureuses vers la région ombilicale ; vomissements et selles oryzées à toute minute ; lypothimies fréquentes ; crampes horribles avec rétraction des doigts des pieds et des mains ; contractions spasmodiques des muscles des avant-bras et des mollets ; pouls filiforme ; voix cassée ; sentiment de constriction à la gorge ; décomposition complète des traits ; intégrité parfaite de l'intelligence ; découragement profond.

Prescription : Liniment ammoniacal fortement camphré pour frictions.

Bi-carbonate de soude 50 gr., pour un litre d'infusion chaude de camomille.

Une cuillerée tous les quarts d'heure de la potion suivante :

Extrait d'opium.. .... 15 centigr.

Sulfate de quinine.......... 1 gr.

Extrait de quinquina........ 12 gr.

Sirop d'éc. d'orang......... 45 gr.

Eau de menthe

— de tilleul   ãã .... 50 gr.

M. s. a.

La garde et les soins du malade sont confiés à trois de ses camarades, qui, pour toute la durée de l'épidémie, ont reçu la mission spéciale d'infirmiers ; mais je passe la nuit avec eux pour diriger le traitement et pour observer.

Les déjections par haut et par bas étaient si rapprochées, si abondantes, l'état du malade s'aggravait tellement de minute en minute, que les quatre ou cinq premières cuillerées de potion, ainsi que les premières tasses de tisane, durent être données presque coup sur coup ; et les malades en pareil cas sont dociles, car le besoin de boire et la peur de mourir leur font tout accepter.

En moins d'une heure et demie, et c'est pour cela surtout que je jugeai ma présence indispensable, tout le bi-carbonate de soude et toute la potion étaient consommés ; mais l'emploi put en être continué sans interruption, car j'avais eu soin d'en faire préparer d'avance.

Malgré ses supplications, malgré ses cris, le malade était frictionné avec la plus grande persévérance, et des sinapismes étaient appliqués sur une partie dès qu'on cessait de la frictionner.

A quatre heures du matin les vomissements ayant cessé, les selles et les crampes devenant plus rares, j'éloignai les doses de potion ; mais ce n'est que

vers cinq heures que les frictions purent être suspen-
dues, parce qu'alors seulement se manifesta un commencement de réaction. C'est ce que je désirais obtenir.

Je me retirai laissant la prescription suivante :

Potion avec le sulfate de quinine et l'extrait de quinquina
sans addition d'extrait d'opium, par cuillerée toutes les heures.

Liniment ammoniacal pour frictions si le froid revient.

Liniment calmant si la chaleur persiste, mais s'il y a des
crampes. — Même boisson.

Sinapismes en cas de congestion du côté du cerveau ou de
la poitrine.

Étant revenu quatre heures après, je fus heureux
de voir la réaction se maintenir dans de justes limites;
mais il existait encore des symptômes bien alarmants :

Je veux parler :

De cette voix cassée, particulière aux cholériques;

De ce *facies* tout spécial qui donne à la tête un aspect cadavérique;

De cette tendance au retour du froid dès qu'on soulève une couverture ;

De cet affaissement complet des parois abdominales;

Enfin, de cette suppression absolue de la sécrétion
urinaire, dont la persistance est toujours de si mauvais
augure.

Cependant, il n'y avait plus ni vomissements, ni
selles, ni lypothimies; le pouls s'était relevé, et les
crampes étaient remplacées par des mouvements nerveux moins douloureux qu'incommodes.

Prescription : Continuation du traitement, application d'un
large vésicatoire camphré sur l'épigastre.

Cette situation dura à peu près pareille jusqu'au

surlendemain avec des alternatives de mieux et de pire ; mais alors, le malade manifesta le besoin d'uriner : la sonde lui vint en aide ; il se produisit presque subitement dans son état une amélioration notable ; tous les autres symptômes disparurent graduellement ; la guérison fut définitive ; la convalescence dura deux mois, et ce n'est qu'après un long séjour à la campagne, que cet homme put retrouver son embonpoint et ses forces.

Avant de passer outre, Messieurs, je crois devoir fixer votre attention sur la nuance qui distingue le traitement de la période dite d'*invasion* de celui de la période *algide* ou *cyanique*.

, Dans l'une, c'est l'opium et le bi-carbonate de soude qui font presque tous les frais de la médication ; tandis que dans l'autre, c'est la friction ammoniacale, le sulfate de quinine et l'extrait mou de quinquina à l'intérieur, qui prennent la première place. Je ne leur ai jamais associé l'opium que lorsque il m'a fallu exercer sur l'état spasmodique une modification plus ou moins puissante.

Le fait qui précède est une grande preuve des services qu'il peut rendre en pareil cas ; mais, dans plusieurs autres circonstances, j'ai dû m'en abstenir, et je m'en suis félicité. Je citerai pour exemple une pauvre femme de la rue Fonfrède, au centre du quartier Saint-Nicolas, qui avait été prise du choléra pendant la nuit, sans avoir encore reçu d'autres secours que ceux de la religion, et il était deux heures de l'après-midi : elle ne vomissait plus, les selles étaient peu abondantes, les crampes assez rares ; quant à l'état al-

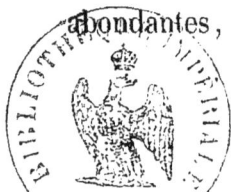

gide ou cyanique, il était si avancé, qu'on aurait dit
un cadavre.

Les frictions ammoniacales, les sinapismes, le vésicatoire épigastrique, le bi-carbonate de soude et
le sulfate de quinine à très-haute dose, étaient évi-
demment les moyens auxquels je devais tout d'a-
bord avoir recours ; je les employais avec autant d'é-
nergie que de persévérance, mais sans la moindre confiance, car le pouls était insensible ; — et cependant,
Messieurs, à ma très-grande surprise, je leur dus une
réaction aussi prompte qu'inespérée.

Non loin de là, au petit chemin de Bègles, et peu
de jours après, voici le fait tout aussi remarquable,
mais d'un autre genre, qui s'offre à mon observation :

Une jeune fille de dix-huit ans, orpheline, domes-
tique chez de pauvres gens qui la gardaient par cha-
rité, est prise du choléra sur le bord d'un lavoir de la
commune de Bègles, où elle lave le linge d'un enfant
mort cholérique, l'avant-veille, dans la maison qu'elle
habite. On la rapporte en charrette chez ses maîtres ;
je suis appelé à lui donner mes soins.

Il est impossible de rien voir de plus déchirant
comme crampes, comme contorsions, comme efforts
de vomissements, comme manifestations douloureuses
de tout genre ; rien de plus vrai comme aspect cholérique, rien de plus triste surtout comme isolement.
A son arrivée, tout le monde avait fui, elle restait
seule avec une vieille femme qui ne pouvait m'être
d'aucun secours.

Pourtant, il me fallait des aides, et je ne pus en
trouver, Messieurs (chose pénible à dire, et presque

incroyable), qu'en m'adressant à des ouvriers réunis pour les obsèques d'une autre jeune personne du voisinage.

Ils s'empressèrent de répondre à mon appel; mais l'algidité s'était manifestée sur presque toute la surface du corps, et déjà le visage, ainsi que les mains et les pieds, étaient arrivés à un degré très-avancé de cyanose.

La potion de sulfate de quinine, d'extrait de quinquina et d'opium, aux doses précédemment indiquées, fut donnée de dix minutes en dix minutes; le bi-carbonate de soude fut largement administré dans une boisson aromatique. Des frictions vigoureuses avec le liniment ammoniacal furent faites sous mes yeux pendant près de trois heures, tant sur la colonne vertébrale que sur les membres; enfin, j'eus la vive satisfaction, après bien des alternatives, de voir se produire une franche et complète réaction.

Le lendemain, tout en conservant l'aspect cholérique, la malade présenta les phénomènes d'une fièvre ataxique violente, auxquels succéda pendant trois jours le coma le plus profond.

Des sangsues derrière les oreilles, l'application permanente de la glace sur la tête, de larges vésicatoires aux cuisses, finirent par triompher de ces diverses complications, et la jeune fille ne tarda pas à guérir. Sa convalescence dura près de trois mois.

Il n'est pas nécessaire d'établir un parallèle entre ces deux faits, pour faire saisir la différence qui existe entre les deux médications, et pour qu'on en comprenne la cause; cette différence est suffisamment jus-

tifiée par la passivité de l'un et par l'extrême acuité
de l'autre. Serait-il raisonnable, du reste, dans une
maladie à formes aussi variées, à marche aussi rapide
que le choléra, de s'attendre à ce que les périodes
soient toujours nettement définies et parfaitement
tranchées? Il ne saurait en être ainsi. Dans beaucoup
de cas, ces divisions n'existent que par la pensée, et
en réalité, la première période se confond trop souvent avec la seconde, la seconde avec la troisième,
pour qu'on ne soit pas souvent obligé de confondre
aussi les médications.

De cette dernière observation, ressort encore une
conséquence qui est beaucoup trop importante pour
ne pas être signalée : c'est que le retour le plus complet à la chaleur, la réaction même la plus franche,
n'est pas toujours le dernier mot de l'énigme. Ici,
c'est l'ataxie qui survient et ne cède qu'aux antispas-
modiques ; là, c'est la congestion cérébrale, c'est
le coma, qui exigent de larges émissions sanguines;
chez un autre, la scène commence par le choléra
pour se terminer par la fièvre typhoïde. Cette dernière transformation est même si fréquente, surtout à la suite des réactions incomplètes, que je me
demande s'il n'y a pas entre ces deux maladies une
sorte de parenté éloignée, qui pourrait même expli-
quer jusqu'à un certain degré la double efficacité de
l'opium et du sulfate de quinine, l'un s'adressant essentiellement à la forme nerveuse, et l'autre consi-
déré comme modificateur spécial du principe délétère
et peut-être insidieux.

Pour moi, de tous les accidents consécutifs que j'ai

observés, celui qui m'a donné les plus vives préoccupations, c'est une névrose de l'estomac survenue chez un matelot des Douanes, qui, de l'algidité la plus cyanique, avait été amenée par les mêmes moyens à la réaction la plus franche. Pendant cinq jours consécutifs, ce malheureux fut épuisé par de véritables vomissements incoercibles, qui, après avoir résisté à l'opium, à la potion de Rivière, aux émissions sanguines locales, à la glace, au vésicatoire épigastrique, cédèrent enfin, d'après le conseil de notre honorable confrère le Dr Costes, à l'administration persévérante du sous-nitrate de bismuth.

J'en ai dit assez, Messieurs, pour vous faire comprendre à quel degré tous ces cholériques étaient frappés. M. le professeur Baudrimont, alors mon collègue au Conseil d'Hygiène, et sur la foi duquel j'ai toujours administré le bi-carbonate de soude à haute dose, avec confiance et bonheur ; M. le Dr Eug. Bermond, qui eut l'extrême obligeance, à cette époque, de me remplacer pendant quelques jours auprès de mes malades ; notre collègue M. le Dr Hirigoyen, lui surtout auquel j'ai montré la plupart de ces cholériques, pourraient affirmer qu'il n'en est pas un seul qui n'ait offert tous les caractères de la période algide, voir même la suspension de la sécrétion urinaire.

Des symptômes graves, c'est le dernier, du reste, qui se dissipe. Quelque franche que soit en apparence la réaction, il ne peut y avoir de sécurité qu'après le retour des urines ; aussi, quand leur sécrétion s'est rétablie, on est à peu près sûr du succès.

Dans une circonstance pour moi très-mémorable,

j'ai vu la suppression de la sécrétion urinaire durer cinq jours consécutifs. Comme elle coïncidait avec un ballonnement tympanique considérable survenu à la suite d'une réaction incomplète, il était presque impossible de s'assurer de la vacuité de la vessie autrement que par le cathéterisme, et chaque jour on le pratiquait vainement. Enfin, pendant l'agonie, la sécrétion urinaire se rétablit spontanément, et tous les symptômes fâcheux se dissipèrent.

Telles sont les nuances morbides qui se sont produites sur dix cas de choléra algide soumis à mon observation pendant l'épidémie de 1849, tel est le traitement qui en a triomphé.

Il arrive un certain degré de la période cyanique où, par suite de l'altération du sang, d'une part, et de la contraction spasmodique des muscles thoraciques et laryngiens, de l'autre, les phénomènes physiologiques de l'acte respiratoire cessent de pouvoir s'accomplir : alors, les yeux s'éteignent, l'ouïe s'affaiblit, la cyanose envahit le tronc ; les cholériques ne peuvent plus avaler la moindre goutte de liquide, et n'articulent que quelques sons qu'on entend à peine ; ils s'agitent en tous sens, font signe qu'on leur donne de l'air, se redressent violemment sur leur lit, et promènent autour d'eux un regard égaré, comme pour chercher sur la figure des assistants une dernière espérance qui leur échappe ; quelques-uns même conservent assez d'intelligence et de calme pour réclamer à ce moment suprême les secours de la religion, et pour dire un dernier adieu à leurs parents ou à leurs amis ; mais alors, tout est vainement tenté pour les soustraire à la mort, l'angoisse précordiale augmente, la respiration devient stertoreuse, le cœur cesse de battre, et les malades expirent dans les convulsions de l'asphyxie.

C'est ce que j'ai observé trois fois :

A la fin du mois de juillet 1849, un préposé des Douanes, nommé Lafond, accompagne à la chartreuse un de ses voisins mort du choléra.

Atteint lui-même de diarrhée depuis quelques jours, il rentre anéanti par la chaleur, et probablement le moral un peu frappé.

La diarrhée augmente, les selles deviennent blanchâtres et fétides. Il ne me fait appeler que le soir, et j'étais absent. Quand j'arrive auprès du malade, il est déjà complétement cyanosé ; tous les moyens mis en usage sont impuissants à ramener la chaleur. A trois heures du matin, il avait cessé de vivre.

M. Alizié, constructeur de navires, en Queyries, doué d'une constitution presque athlétique, est atteint d'une affection rhumatismale chronique, pour laquelle, de temps en temps, il prend de son chef une purgation.

Le 1er novembre 1849, bien qu'ayant la diarrhée, ou plutôt peut-être parce qu'il a la diarrhée depuis plusieurs jours, il juge très-convenable de prendre une bouteille d'eau de Sedlitz. Il en résulte plus de cinquante selles aqueuses et blanches, dont les dernières s'accompagnent de lypothimies et de crampes. J'interviens le soir. A l'aide d'un traitement dont l'énergie paraît surprendre la famille, j'obtiens, au bout de quatre heures, un commencement de réaction ; mais tout à coup la transpiration se refroidit, la respiration devient haletante, l'asphyxie est imminente; le malade meurt dans la nuit.

En présence de ce fait, Messieurs, et de tant d'autres semblables, dont quelques-uns même vous ont été racontés tout récemment, on se demande comment il se fait que des médecins d'une grande valeur scientifique puissent recommander l'emploi des purgatifs contre la diarrhée prodromique.

« Nous estimons, » dit M. le Dr Abeille dans un article publié il y a quelques jours à peine, sur le traitement du choléra par la strichnine, « que la mé-
» dication préconisée par M. Guérin dans cette pre-
» mière manifestation de la maladie, la diarrhée, est
» très-rationnelle et fournit d'excellents résultats.

» Purger ou faire vomir les malades alors, autant
» pour expulser de l'économie les principes infectieux
» qui ont été absorbés, que pour arrêter le dévoie-
» ment, comme dans toutes les autres diarrhées qui
» ne traduisent qu'un trouble de fonctions; calmer
» ensuite par l'opium la trop grande excitation intes-
» tinale, c'est de la plus rigoureuse logique, c'est du
» gros bon sens.

» Cette manière de procéder empêche bien souvent,
» et sans contredit, la maladie d'arriver à un plus
» haut degré. »

Je me garderai, Messieurs, de discuter ici ce point de théorie; ce serait m'éloigner beaucoup trop du but essentiellement pratique que je me suis proposé; qu'il me soit permis cependant de déclarer, à l'encontre de l'opinion ci-dessus énoncée, et parce que j'y suis autorisé par des faits très-nombreux, que j'ai vu le plus

souvent les purgatifs, même légers, administrés contre la diarrhée prodromique, non-seulement hâter le
développement des accidents cholériques, mais les rendre si graves, quelquefois si foudroyants, que la mort
ne tarde pas à s'ensuivre, comme conséquence presque inévitable de l'épuisement des forces vitales et
de l'impuissance d'une nature devenue incapable de
réaction.

Ce fait, que je croyais essentiellement sporadique
et tout à fait accidentel, puisqu'il n'y avait plus de cholériques à Bordeaux depuis plus d'un mois, fut le début d'une seconde période épidémique. C'est qu'il faut
bien se persuader que ce n'est pas seulement en temps
d'épidémie que le choléra nous apparaît avec ses
symptômes effrayants, mais qu'il peut quelquefois,
même quand il frappe isolément, être suivi d'une mort
très-prompte, comme va le démontrer une troisième
et dernière observation.

3ᵐᵉ OBSERVATION.

**Choléra épidémique. — Période algide. — Asphyxie. — Mort
en dix-huit heures.**

Mᵐᵉ Simonet, domiciliée à La Bastide, près la gare
du chemin de fer, et au bord de l'eau, vit dans des
conditions très-favorables d'aisance et de bien-être;
ses appartements sont situés au premier étage, au-
dessus d'un vaste chantier où son mari exerce la pro-
fession de constructeur. Elle est âgée de vingt-quatre
ans; sa constitution est robuste, sa santé très-bonne.

Le 21 août 1852, elle dîne avec sa famille, mange

modérément, et se couche à neuf heures, en parfaite santé et aussi gaie que de coutume.

Le lendemain, 22, à quatre heures du matin, elle est réveillée par de violentes tranchées de colique, qui sont suivies d'une selle diarrhéique très-abondante. Les coliques se calment, la malade se recouche et s'endort encore quelques heures. A sept heures du matin, nouvelles tranchées et retour de la diarrhée, qui est devenue aqueuse et s'accompagne de vomissements de matières également très-claires et jaunâtres. On donne de l'infusion de tilleul alternativement avec de l'eau de riz; mais loin de s'améliorer, l'état s'aggrave. Les extrémités deviennent froides; des crampes se manifestent et arrachent des cris à la malade, qui a vu deux cholériques en 1849, et qui se croit gravement atteinte. A dix heures, on court chez notre confrère, M. Chabrely; il est absent et n'arrive qu'à une heure.

La diarrhée, les vomissements et les crampes continuent; les extrémités sont glacées, la voix n'est pas éteinte, la face et la langue sont chaudes, les yeux commencent à s'encaver et à perdre leur vivacité ordinaire, les ongles et les lèvres semblent prendre une teinte légèrement violacée; il n'y a pas encore de cyanose sur les membres. (*Eau de riz édulcorée avec sirop de coings; quarts de lavements avec eau amidonée additionnée de quelques gouttes de laudanum; onctions sur le ventre avec huile de jusquiame camphrée et laudanisée; potion antispasmodique et calmante; sinapismes promenés sur les extrémités inférieures; boule d'eau chaude aux pieds et aux jambes.*)

M. Chabrely revoit sa malade à quatre heures.

L'état ne s'étant pas amélioré, il demande qu'un confrère lui soit adjoint. Je suis appelé à six heures du soir. Je trouve la malade dans l'état suivant :

Œil éteint profondément enfoncé dans l'orbite, pommettes saillantes, teint plombé, lèvres froides et bleuâtres, langue chaude, mais sèche ; extrémités supérieures et inférieures glacées ; transpiration froide entre les deux épaules et sur les parties antérieures de la poitrine ; voix cassée, mais pas aussi complétement éteinte que dans quelques autres cas d'apparence moins grave. La peau des pieds et des mains n'a pas encore subi de modifications notables ; elle n'est ni cyanosée, ni ridée ; mais les doigts commencent à se crisper, et les ongles sont sensiblement violacés. La soif est ardente ; les selles, les vomissements et les crampes ont complétement cessé depuis quatre heures.

L'abdomen, naturellement très-développé, est souple, indolore, très-affaissé ; il y a suspension complète de la sécrétion urinaire depuis cinq heures du matin.

Le pouls est filiforme, les battements du cœur sont irréguliers et peu sensibles ; il commence à y avoir un peu d'oppression.

L'intelligence est parfaitement nette : la malade comprend la gravité de sa position. Les encouragements que je lui donne, et la vue de sa belle-sœur, guérie, en 1849, à la suite d'accidents analogues, lui rendent un peu d'espérance et de courage ; elle me supplie d'employer les mêmes moyens et de la conserver à sa famille.

Disserter longuement sur cet état, eût été perdre

un temps précieux. Je prie notre confrère M. Chabrely de me raconter en quelques mots ce qu'il a
observé et ce qu'il a fait; car il s'agit, d'après moi,
d'un cas de choléra déjà arrivé au début de la période asphyxique, et devant très-probablement se
terminer dans quelques heures par la mort.

Nous prescrivons :

Infusion de camomille chaude, avec addition de bi-carbonate de soude; 50 gr. par litre.

Frictions sur les membres supérieurs et inférieurs à la fois,
avec un liniment ammoniacal camphré.

Sinapismes promenés le long de la colonne vertébrale et
sur les extrémités, dans l'intervalle de chaque friction.

Deux larges vésicatoires aux cuisses.

Une cuillerée toutes les deux heures de la potion
suivante :

Sulfate de quinine...............	1 gr.
Extrait de quinquina............	10 gr.
Sirop d'écorce d'oranges.........	60 gr.
Eau de tilleul....................	90 gr.

Notre position vis-à-vis des parents, qui nous pres-
saient de questions, était on ne peut plus difficile. Il
était de notre devoir de ne pas les laisser dans une
complète illusion sur l'état de cette jeune femme, le-
quel était on ne peut plus alarmant; nous ne pouvions
pas rester dans le vague en présence d'une terminaison
qui, dans notre conviction, devait être si prompte-
ment fatale; et, cependant, nous considérions comme
très-sage de ne pas éclairer les nombreux assistants
sur la véritable nature d'une maladie dont le nom
seul pouvait jeter l'effroi dans la population.

Nous prîmes un terme moyen en parlant d'accidents cholériformes; mais quand on nous vit à l'œuvre; quand, aidé de trois personnes, je frictionnai énergiquement les membres qui étaient glacés; quand on reconnut les mêmes remèdes qui, en 1849, avaient été administrés à la belle-sœur de la malade, le doute ne fut plus possible pour les assistants, et déjà le mot de choléra était dans toutes les bouches.

Après une heure de frictions énergiques sur les membres et le long de la colonne vertébrale, ces mêmes parties furent recouvertes de sinapismes; la malade fut ployée dans une couverture de laine préalablement chauffée, et fut entourée de boules d'eau chaude. Pendant que ces moyens étaient mis en usage et que les autres prescriptions ci-dessus indiquées étaient ponctuellement exécutées, la voix devint un peu plus forte, la malade sembla reprendre courage; elle nous annonça avec un sentiment de vive satisfaction qu'elle commençait à respirer plus librement.

Cependant, le pouls était toujours insensible; les extrémités rougies par les frictions et les sinapismes ne s'étaient pas réchauffées; il y avait un commencement de transpiration; mais cette transpiration, froide et visqueuse, ne nous laissait aucune espérance de réaction salutaire.

Neuf heures. Une selle oryzée très-abondante, quelques vomituritions; le ventre s'est affaissé davantage, il est toujours indolore. La face a pris cet aspect spécial de l'affection cholérique; la langue est encore chaude, la soif est des plus vives. La malade se plaint qu'elle brûle; elle demande qu'on la découvre, et ses

membres sont glacés ; l'oppression a beaucoup aug-
menté.

En présence de ces progrès incessants de la période asphyxique, je crois devoir prévenir la famille
qu'il serait urgent de faire appeler un prêtre. Cette
nouvelle est accueillie avec effroi. On a l'air de croire
que je me méprends sur l'état de cette jeune femme,
et que je la considère comme étant beaucoup plus en
danger qu'elle ne l'est réellement. Cependant, on cède
à mes instances. Le prêtre arrive ; il est favorable-
ment accueilli par la malade, qu'on avait eu le soin
de préparer à sa visite ; mais à peine a-t-il terminé
sa mission, qu'elle se soulève brusquement sur son
lit : elle demande de l'air ; elle serre dans ses bras
son père et son mari, en leur annonçant qu'elle va
mourir : « Je sens, dit-elle, que la vie m'abandonne. »
L'intelligence, jusqu'à ce moment parfaitement nette
et lucide, commence à s'altérer ; la cyanose a fait
d'immenses progrès ; la face a pris un aspect ter-
reux, les yeux sont éteints, la langue est glacée ; la
soif, toujours vive, ne peut plus être apaisée, parce
que la déglutition n'est pas possible ; les doigts des
pieds et des mains sont violemment rétractés. La malade meurt à onze heures dans les convulsions de l'asphyxie.

. . . .
. . . .

Comme vous avez pu le remarquer, Messieurs, et
j'y reviens à dessein parce que c'est le point culminant de la communication que j'ai l'honneur de vous
faire, dans ces divers cas, sauf quelques légères modifications, le traitement a été constamment uniforme.

1re *période ou période d'invasion*. — Bi-carbonate de soude de 15 à 30 gr. par bouteille d'infusion chaude de camomille; extrait d'opium de 10 à 20 centigr. dans une potion stimulante; frictions sur les membres avec un liniment fortement camphré et laudanisé.

2me *période ou période algide*. — Continuation du bi-carbonate de soude; sulfate de quinine de 1 à 2 grammes, associé à 8 ou 10 grammes d'extrait mou de quinquina, avec ou sans addition d'extrait d'opium, suivant la prédominance plus ou moins grande de l'élément nerveux, enfin *frictions* énergiques sur les membres et le long de la colonne vertébrale à l'aide d'un liniment ammoniacal fortement camphré.

Pour être vraiment puissantes, il faudrait qu'elles fussent faites sur les membres supérieurs et inférieurs à la fois et de temps en temps sur la colonne vertébrale; qu'elles eussent lieu à l'abri de couvertures suffisantes; qu'elles fussent employées avec vigueur, continuité et persévérance; or, comme moi, vous savez, Messieurs, s'il est rare que ces conditions soient réunies! Les *frictions* cependant sont, à mes yeux, le point culminant du traitement de la *seconde période*. J'ai beaucoup plus compté sur elles, comme moyen de favoriser la réaction, que sur l'ingestion de médicaments dont l'absorption, si elle a lieu, est toujours, alors, fort incomplète; mais je vous le dis avec conviction, parce que j'en ai eu plusieurs fois l'expérience, on n'en obtient un bon résultat qu'à la condition de les faire, autant que possible, exécuter sous ses yeux. Elles ne tardent pas, en effet, quand elles sont énergiques, à devenir une telle torture, que les assistants, sur les instances du patient, s'empressent de l'en délivrer, tant par compassion que par lassitude, si le médecin n'est là pour opposer à ses supplications cette volonté ferme que donnent la *foi thérapeutique* et le désir d'arracher un malade à une mort certaine.

Que l'efficacité des *frictions*, pendant la période algide, soit le résultat de leur action directe sur la circulation ralentie, qu'elle soit due à la production de phénomènes électriques auxquels on n'a peut-être pas suffisamment songé, elle n'en est pas moins incontestable : et quant aux moyens artificiels de calorification, s'ils peuvent servir à maintenir la chaleur quand elle commence à reparaître, ils ne sauraient jamais la produire.

Je viens de parler de phénomènes électriques : serait-il donc si déraisonnable d'admettre que, dans les courants électriques de l'atmosphère, il peut se produire des modifications telles, qu'il en résulte chez certains sujets une soustraction plus ou moins considérable, plus ou moins subite, de l'électricité nécessaire à l'accomplissement normal de l'innervation et de la circulation, à l'entretien de la chaleur et de la vie?

Sans oser, Messieurs, attacher à cette pensée une valeur quelconque, je la livre à vos méditations, et j'appelle sur elle, au point de vue de ses conséquences thérapeutiques, la sérieuse attention des hommes spéciaux [1].

---

[1] Il est digne de remarque que dans beaucoup de localités l'apparition, la recrudescence ou la disparition de l'épidémie, ont coïncidé avec la venue d'un orage.

En 1849, à la fin de l'épidémie, je comptais, à l'aide du traitement que je viens d'indiquer, treize guérisons sur quinze cas de choléra, dont la plupart avaient offert tous les phénomènes de l'algidité et de la cyanose. Depuis cette époque, j'ai donné des soins à quatre malades atteints de choléra sporadique; j'ai eu le bonheur d'en sauver trois, ce qui me donne un ensemble de DIX-NEUF cas, sur lesquels TROIS morts.

Oh! n'allez pas croire que je me laisse éblouir par un pareil résultat.

Je ne suis pas de ceux qui pensent qu'une vingtaine de faits peuvent suffire à l'appréciation d'une méthode thérapeutique, et je ne serais nullement surpris de voir, à l'avenir, échouer entre mes mains les mêmes moyens dans la même proportion qu'ils m'ont déjà réussi. C'est ce qui vous explique le peu d'empressement que j'ai mis à publier ces quelques succès. Mais j'ai cru pouvoir me permettre de vous les raconter aujourd'hui, puisque la question du choléra revient malheureusement à l'ordre du jour.

Je dois le dire, cependant, depuis quelques jours, Messieurs, ma confiance dans ce traitement a grandi, au moins en ce qui concerne l'effet de l'opium.

Un très-honorable praticien du Havre, M. le docteur Beauregard, assure n'avoir pas eu à regretter un seul insuccès, dans tous les cas où il a été appelé, pendant les trois, quatre ou cinq premières heures qui suivaient l'attaque, en employant le mélange suivant à doses très-rapprochées :

Éther sulfurique. . . . . 6 à 8 gr.
Laudanum de Sydenham. . . . . 2 à 5 gr.

5

Sirop diacode...............   40 gr.

Eau de menthe.............   90 gr.

     M. s. a.

« Cette formule, » que je reconnais être peut-être préférable à la mienne à cause de sa composition spéciale, mais qui, comme elle, ne contient pas moins de 10 à 20 centigr. d'extrait d'opium, « a toujours eu » pour résultat, dit M. Beauregard, dès la troisième » ou quatrième cuillerée, d'arrêter presque sponta- » nément les vomissements et les selles séreuses, de » suspendre les crampes et les coliques.

» La continuation de ce médicament, ajoute-t-il, » aidé de tous les moyens connus, ramène promp- » tement la chaleur au tronc, puis aux membres, » enfin, la cyanose disparaît pour faire place à une » réaction qui, le plus ordinairement, se produit » d'une manière franchement et modérément inflam- » matoire. »

Notre ville jusqu'ici est à peu près préservée des at- teintes de l'épidémie. Cela durera-t-il ? Je l'espère, et Dieu le veuille ! Dans tous les cas, Messieurs, si nous ne sommes pas assez heureux pour en être à l'abri com- plétement, nous expérimenterons de nouveau, et nous vous apporterons sincèrement les résultats, quels qu'ils soient, de nos observations et de nos recherches, car il doit nous tarder à tous, dans l'intérêt de l'humanité, et même dans l'intérêt de la science, qu'on ne puisse plus lire dans un compte rendu officiel cette phrase si décourageante et si regrettable, fût-elle absolument vraie :

« La thérapeutique flotte, hélas ! toujours aussi in-

» certaine, au milieu des moyens divers et nombreux
» qui sont essayés contre le choléra ! »

. . . .

. . . .

Il ne me reste plus qu'à conclure, Messieurs.... Je comprends avec quelle réserve je dois le faire : vous me permettrez cependant de soumettre les propositions suivantes à l'appréciation de la Société :

1° Le choléra, depuis longtemps endémique en Europe, l'est devenu en France depuis 1832.

2° Les qualifications d'*indien* ou d'*asiatique* ne sont plus indispensables pour caractériser sa nature intime ; celles d'*épidémique* et de *sporadique* me paraissent suffisamment explicites, au double point de vue de la forme de cette maladie et de sa gravité plus ou moins grande.

3° Observé à l'état épidémique, et c'est le plus habituel, le choléra, comme la fièvre typhoïde, la variole, la rougeole, la scarlatine ou la dyssenterie ; se présente avec un caractère particulier de malignité, qu'il n'a pas généralement au même degré, quand on l'observe à l'état *isolé* ou *sporadique*.

4° Ayant presque toujours vu la diarrhée dite *prodromique* ou *prémonitoire* précéder d'un ou de plusieurs jours les attaques de choléra, j'attache une très-haute importance à la médication *préventive,* et j'ai la plus grande foi dans son efficacité.

5° Il résulte d'un grand nombre de faits, que pendant cette diarrhée, l'administration des purgatifs, même légers, loin de prévenir le développement des accidents cholériques, semblerait plutôt le favoriser et augmenter les chances de mort.

6° L'opium, au contraire, donné seul, même à faible dose, ou mieux, associé au bi-carbonate de soude, triomphe le plus souvent de ces phénomènes précurseurs.

7° Prescrit à doses plus fortes, toujours associé avec le bi-carbonate de soude, et avec l'aide de frictions sédatives et calmantes, l'opium donne d'heureux résultats pendant la période dite d'*invasion*.

8° Par l'emploi du sulfate de quinine et de l'extrait de quinquina à haute dose, combiné avec l'extrait d'opium, si l'état nerveux l'exige, mais *surtout* par des frictions énergiques et persévérantes avec un liniment ammoniacal camphré, sans exclusion du bi-carbonate de soude dans les boissons, on ne doit pas être sans espérance de voir se produire une réaction franche, même pendant la période *algide* ou *cyanique*.

9° La convalescence est longue et pénible : le moindre écart de régime peut avoir les plus funestes conséquences.

10° La période asphyxique, toujours courte, est toujours mortelle; tous les moyens employés contre elle ont été jusqu'à ce jour complétement impuissants.

11° Les conditions indispensables au succès du traitement des cholériques, sont l'*opportunité*, la *promptitude* de son application, et la *surveillance* de son exécution rigoureuse.

12° Ce serait une tendance fâcheuse et profondément décourageante, que de se laisser aller, même

dans l'état actuel de la science, à considérer le choléra comme une maladie essentiellement et fatalement
mortelle. En consultant les statistiques, on trouve que
les grandes épidémies de typhus, de dyssenterie, de
variole, ont été presque aussi meurtrières que le choléra paraît l'être aujourd'hui. Mais il étonne, à bon
droit, par la rapidité de sa marche, par la promptitude de sa terminaison, et il est surtout effrayant par
la grande étendue, on pourrait dire, par la presque
généralité de ses ravages.

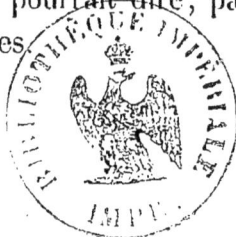

14 août 1854.

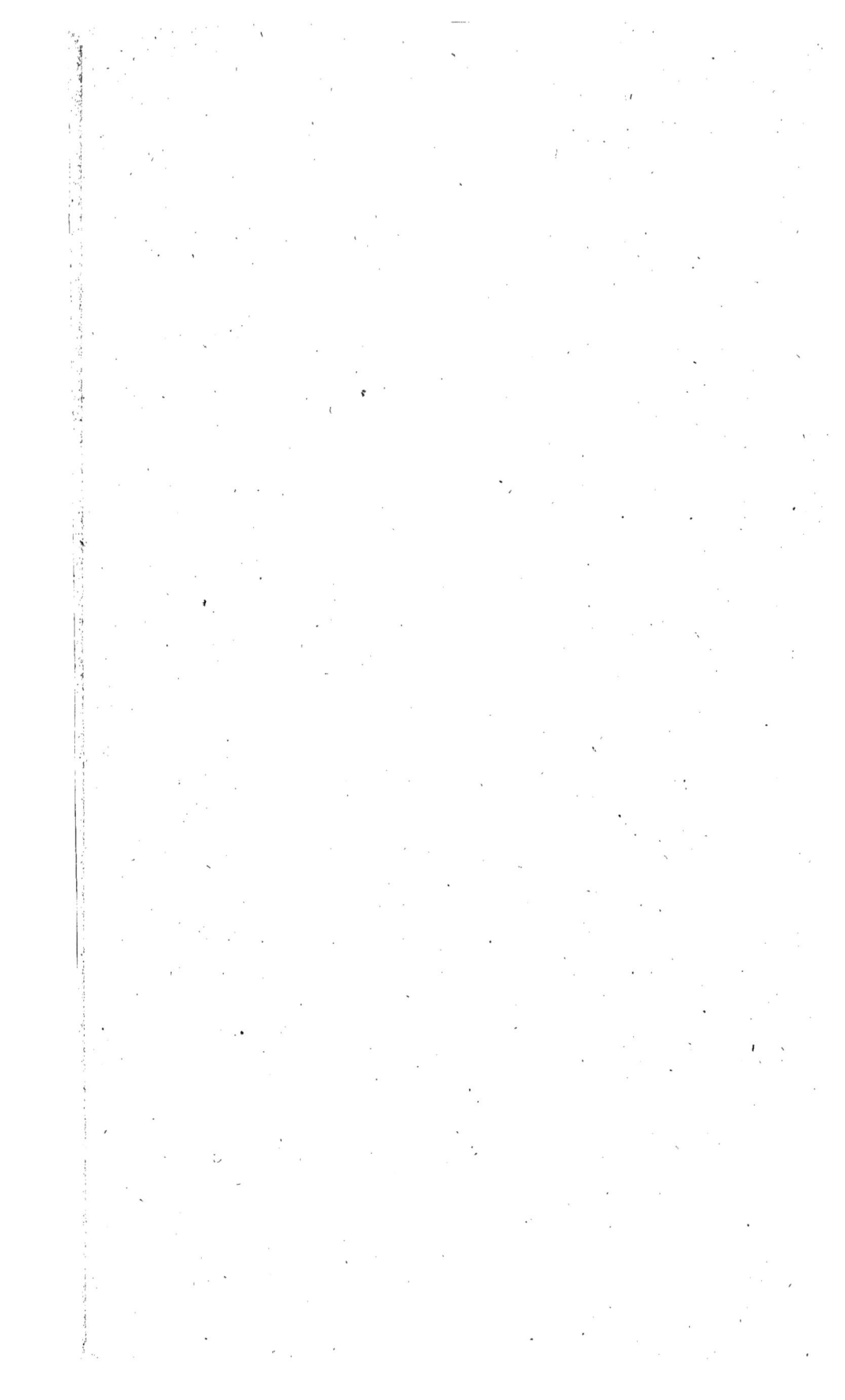